ÜBER DIE ERFOLGE
MIT
DIPHTHERIE-HEILSERUM.

VORTRAG,
GEHALTEN AUF DER 67. VERSAMMLUNG
DEUTSCHER NATURFORSCHER UND ÄRZTE IN LÜBECK
AM 17. SEPTEMBER 1895

VON

DR. O. SOLTMANN,
PROFESSOR UND MEDICINALRATH,
DIRECTOR DER UNIVERSITÄTS-KINDERKLINIK UND -POLIKLINIK
IN LEIPZIG.

MIT ZAHLREICHEN TABELLEN.

LEIPZIG,
VERLAG VON VEIT & COMP.
1896.

Druck von **Metzger & Wittig** in Leipzig.

Hochgeehrte Herren Collegen!

Professor Behring hat in seinem in der gestrigen ersten allgemeinen Sitzung gehaltenen Vortrage „Ueber die Leistungen und Ziele der Serumtherapie“ speciell die statistischen Ergebnisse des letzten Jahres bei der Behandlung der Diphtherie mit dem Heilserum in so umfangreicher Weise herangezogen, und mein Vorredner Professor Heubner hat alsdann soeben die statistischen Berichte noch durch eine erschöpfende Mittheilung der klinischen Berichte ergänzt, dass ich als Correferent über die Erfolge mit dem Diphtherie-Heilserum in einer gewissen Verlegenheit bin, dem noch etwas hinzuzufügen, zumal sich ja die von beiden Rednern angeführten Zahlen im Wesentlichen mit den von mir aus gleichen Quellen gesammelten decken müssen.

So wäre ich denn zunächst auf eine vergleichende Mittheilung meiner eigenen Erfahrungen und — persönlichen Eindrücke an der Hand eines grossen Krankenmaterials angewiesen. Leider aber können wir diese persönlichen Eindrücke in der, wie mich dünkt, sachlich noch wenig geklärten Frage nicht umgehen und entbehren.

Denn — meine hochverehrten Herren Collegen — fragen wir uns, was denn seit den ersten Verhandlungen über die Heilserumtherapie in Wien, Pest, München wesentlich Neues gebracht ist, wodurch unsere Kenntniss über das Wesen, über die Art der Wirkung und den Heilwerth des Behring'schen Mittels gefördert und geklärt wäre, so müssen wir doch aufrichtig zugestehen, dass dies herzlich wenig ist, und dass die Gegensätze in den Anschauungen über den praktischen Nutzen des Mittels noch wenig verändert sind.

Die Ursache hiervon ist begreiflich. Denn wenn wir auch ganz bedingungslos die hohe Bedeutung der Behring'schen fundamentalen Entdeckung an sich anerkennen, schon um dessen Willen, weil sie sich aufbaut auf ernster, wissenschaftlicher Methode einer wirklichen causalen

Behandlung der Diphtherie, und sich schon hierdurch allein so wohlthätig abhebt von jener schrankenlosen Willkür und Kritiklosigkeit, die sich in der Behandlung der Diphtherie in den letzten Jahren mit fast jedem der neuen Mittel offenbarte, die in so reicher Zahl den Markt überschwemmt haben, — so können und dürfen wir doch andererseits nicht verschweigen, dass ein wissenschaftlicher Beweis für die Art der Wirkung des neuen Mittels leider noch aussteht und dass selbst von den begeisterten Freunden desselben nur wenige und vereinzelte Stimmen sich erheben, die dasselbe als ein Specificum anerkennen wollen!

Auch das ist nach Lage der Dinge begreiflich. Denn, trotz der unanfechtbaren Experimente Behring's — das müssen wir doch immer wieder hervorheben, wenn wir uns in dieser hochernsten Frage mit den Serumfreunden und Serumgegnern verständigen wollen — ist und bleibt doch die im Laboratorium erzeugte Injectionsdiphtherie, trotz der grossen Analogien, wie sie namentlich kürzlich von Escherich in so überzeugender Weise hervorgehoben sind, nicht ganz identisch mit jener Infectionsdiphtherie, wie sie sich im Bretonneau'schen Sinne als contagiöse Allgemeinerkrankung von einem localen Infections- oder Ansiedlungsherd aus, als Krankheitsprocess in ihrem ganzen Verlauf am Krankenbett des Kindes mit seiner individuellen Disposition vor unsern Augen abspielt. Hier liegen die Verhältnisse doch gewiss viel complicirter, jedenfalls nicht so einheitlich wie dort. Ja, wenn wir hoffentlich heute alle voll und ganz die specifische Dignität des Löffler'schen Bacillus für die experimentelle und menschliche Diphtherie anerkennen, in dem Sinne wenigstens, dass wir keine Diphtherie ohne Löffler-Bacillus gelten lassen, so handelt es sich doch zumeist bei der menschlichen Diphtherie um die combinirte Wirkung einer Mikroben-Association und wir wissen zur Zeit noch nicht einmal mit Sicherheit anzugeben, in welcher directen oder indirecten Beziehung dieselben zur Krankheit stehen, wie sie mittelbar oder unmittelbar das Krankheitsbild bei der Species „Mensch“ influenciren. Und noch heute besteht auch wohl der Ausspruch Galatti's zu Recht, dass unsere Nachkommen, wenn sie dermaleinst auf die heutige Zeit zurückblicken, erstaunt sein werden, wie viel wir über Diphtherie geschrieben und gesprochen haben, und wie fürchterlich wenig wir gleichzeitig von diesem Krankheitsprocess selbst gewusst haben. Das bezieht sich aber nicht bloss auf die bakteriologische sondern auf die klinische Analyse selbst. Und in der That, wir kennen anginöse Erkrankungsformen (ohne Löfflerbacillen), die ganz unter dem sogen. klinischen Bild einer ächten Diphtherie ablaufen, die tonsillär einsetzen, die Nachbargebiete ergreifen, den gleichen foetor ex ore. die gleichen Drüsenschwellungen und Infiltrationen aufweisen, mit Albuminurie, Nephritis combinirt sind und selbst von Lähmungen als Nachkrankheit gefolgt sind,[1] und andererseits, wir kennen fieberhafte Rachenkatarrhe und Anginen, die ganz von diesem Verlauf abweichen und sich bei der bakteriellen Untersuchung doch als ächte bacilläre Formen der Diphtherie entpuppen. Ja, wir wissen noch nicht einmal Sicheres über die Incubation der Diphtherie, nichts allgemeingiltiges über den eigentlichen Beginn derselben oder über die Dignität der einzelnen Symptome und fangen eigentlich erst jetzt an, — eine bedeutsame Frucht der Behring'schen Entdeckung — die Einzelerscheinungen, die Veränderungen der localen Exsudation von Tag zu Tag, den Gang der Temperatur, das Verhalten des Pulses, das Auftreten und Verschwinden der Eiweissausscheidungen, die Organ-Veränderungen nach ihrer für die Krankheit specifischen Werthigkeit klinisch zu studiren. Nicht das klinische Bild der Diphtherie hat sich verschoben, wie mein geehrter Herr Vorredner meinte, sondern wir haben uns verschoben, indem wir besser und eingehender die Detailerscheinungen der Diphtherie in ihrem ganzen Ablauf verfolgten!

Diese Umstände aber müssen es uns sehr erschweren, ja vielleicht bei der momentanen Lage noch ganz unmöglich machen, das Früher und Jetzt zu vergleichen, insofern es sich dabei nämlich um die Abschätzung des Werthes der heutigen Serumbehandlung gegenüber den früher üblichen Behandlungsmethoden mit anderen Medicamenten handelt.

Auch das Bestreben nach einem bestimmten Eintheilungsprincip, die verschiedenen klinischen Formen der Diphtherie zu sondern, sei es nach der Auffassung Heubner's, Körte's, Monti's oder Escherich's u. s. w., hilft uns über dieses Dilemma nicht hinweg, weil sie doch mehr oder weniger auf einer willkürlichen und persönlichen Auffassung des Einzelnen beruhen und keinen Anspruch auf allgemeine Gültigkeit erheben dürfen. Ja, wir sind uns noch nicht einmal darüber klar, ob nicht etwa die sogenannten verschiedenen Formen der Diphtherie nur als verschiedene Phasen derselben Krankheit — je nach ihrer Dauer und specifischen Reaction der Einzelindividuums anzusehen sind, eine Anschauung, die ich beispielsweise bezüglich der sogenannten septischen Formen vertreten möchte.

[1] Epstein, Pseudodiphth. u. Diphth. Verhandl. d. Gesellschaft f. K. 1893. 39.

Aus allen diesen angeführten Gründen ist es vorläufig wohl, um nicht noch mehr zu verwirren, unter allen Umständen am zweckmässigsten für die vorliegende Frage, dass wir uns streng an das halten, was Behring selbst von seinem neuen Heilmittel angiebt und verspricht. Nur so werden wir uns gegenseitig verständigen können.

Nun hatte zunächst Behring aber, wenigstens wie ich ihn in seinen früheren Publicationen verstanden habe, überhaupt ein Allheilmittel gegen die menschliche Diphtherie nicht versprochen. Sein Serum sollte vielmehr nur bei der uncomplicirten mit fibrinöser Exsudation einhergehenden specifischen Löffler'schen Diphtherie in „ausreichender Dosis“ und „rechtzeitig“ injicirt am ersten Krankheitstage alle, am zweiten fast alle, am dritten Tage die grösste Mehrzahl der Erkrankten am Leben erhalten, so dass die Mortalität auf nur wenige Procente (5 %) herabgedrückt werden könne — indem dasselbe seine „antitoxischen“ Eigenschaften von der Blutbahn aus im Körper gegen die krankmachenden Wirkungen der Diphtheriebacillen entfalte, solche verhindere, oder aufhebe! Aber Behring fügte hinzu, dass die an späteren Krankheitstagen in Behandlung kommenden Fälle weniger Aussicht auf eine Genesung hätten! Natürlich, weil hier eben bereits die Giftwiderstandsfähigkeit der Gewebe eine geringere sein wird und inzwischen irreparabale Degenerationen der Organe eingetreten sein können. Ebensowenig, meinte Behring, würden die sogenannten Mischinfectionen günstig beeinflusst oder auch diejenigen, bei denen durch die Localisation, d. h. durch den Ansiedlungsherd im Kehlkopf, der Tod nicht durch die Vergiftung an sich, sondern durch das mechanische Athmungshinderniss, also durch den Lufthunger bedingt wird, — freilich nicht immer dadurch!

Nun daraus geht doch schon ohne Weiteres hervor, dass das Heilserum als ein Specificum im vulgären Sinne nicht gelten kann, dass sein Heilwerth mit Rücksicht auf das oben ausgeführte nur ein sehr bedingter sein wird, und dass — wenn es hält, was es verspricht — zwar die Mortalität bei Diphtherie erheblich absinken muss, immerhin aber noch eine bedeutende bleiben wird, die denn auch je nach dem Krankenmaterial in ihren procentualen Schwankungen recht weite Grenzen aufweisen kann.

Dies muss natürlich am klarsten zahlenmässig zum Ausdruck gelangen, wenn wir in Rückhalt an das von Behring selbst Mitgetheilte die Diphtherie sondern je nach dem Ansiedlungsherd in Rachen- resp. Nasen-Rachen-Diphtherie und in Croup resp. Nasen-Rachen-Croup —, wobei natürlich Croup als identisch mit Laryngitis diphtheritica aufzufassen ist. Wir werden ausserdem dann in Zukunft bei diesen verschiedenen Localisationsformen die „Mischinfectionen" und die als „septische Formen" bezeichneten Fälle auszuscheiden haben, bei denen selbst, wenn sie in den ersten Krankheitstagen zur Injection gelangen, dennoch die traurige Katastrophe selten aufzuhalten ist. Denn wenn wir auch „im Allgemeinen" von einer geometrischen Proportion der Krankheitssymptome bei der Diphtherie sprechen können, so gilt dass doch durchaus nicht für alle Fälle, sondern es giebt hier, wie beim Scharlach und andern acuten Infectionskrankheiten Beispiele, die schon an den ersten Krankheitstagen unter foudroyanten Intoxicationserscheinungen zum Tode führen. Das sind dann die sogen. septischen Fälle der Diphtherie, mit der „Sepsis" aber haben sie nichts zu thun.[1]

In der angegebenen Weise ist nun aber das Krankenmaterial nicht gesichtet und gruppirt. So sind wir denn vorläufig darauf angewiesen, uns an die Berichte über die Mortalität unter dem Heilserum im Allgemeinen zu halten. Und hier zeigt sich nun, wie bereits von den Vorrednern gebührend hervorgehoben wurde, die erfreuliche Thatsache, nach übereinstimmenden Mittheilungen fast aller Autoren, die an einem grossen Krankenmaterial ihre Erfahrungen nun über ein Jahr sammeln konnten, dass eine sehr günstige Beeinflussung der Diphtherie-Mortalität durch die Serumbehandlung zu constatiren ist. Dies findet am besten seinen Ausdruck in der nach einheitlichen Grundsätzen zusammengestellten Sammelforschung, wie sie mir aus dem kaiserlichen Gesundheitsamt für das erste Vierteljahr 1895 in ihrem Abschluss aus 191 Krankenanstalten vorlag. Danach betrug die Sterblichkeit in 2228 Serumfällen mit 386 Toten 17,3 %, und sogar nach Abzug der moribund eingelieferten Fälle, wo der Tod innerhalb 12 Stunden nach der Aufnahme eintrat, nur 16,8 %. Ein Vergleich allerdings zwischen früher und jetzt konnte hierbei nicht erbracht werden. Allein ich habe die vergleichenden Zahlen der früheren und jetzigen Mortalitätsquote von einer Reihe gewissenhafter Beobachter zusammengestellt, denen grosses Krankenmaterial zur Verfügung stand und bei denen sich der günstige Einfluss der Serumperiode in deutlichster Weise zeigt. So verzeichneten die Mortalität jetzt gegen früher Roux mit 26 : 50 %; Heubner aus den Berliner Krankenhäusern mit 21,1 (neuerdings 11 %) : 44,3 %; Baginsky 15,6 : 48,4 %: Ranke 18,8 : 57 %; Widerhofer 24 : 44 %; Vierordt 14,6 % : 37—50 %;

[1] Man nennt sie vielleicht am besten Diphtheritis fulminans.

Monti 22,0:34%; Ganghofner 12,7:43,0% u. s. w. Und Monti hat vor kurzem die Resultate von 44 Angaben aus Krankenhäusern der verschiedensten Länder zusammengestellt, und giebt hier von 3888 Fällen mit 716 Todten eine Durchschnittssterblichkeit von 18,4% an. Bei einigen Beobachtern freilich zeigt sich diese Brutalität der Zahlen nicht. Sonnenberg, (jetzt 12%) hatte 20,0:27,6% und Concetti 22,5:25% Mortalität notirt, und einige andere Beobachter, Siegert, Feige, Löffler, Strübing, haben eine noch geringere procentuale Mortalität ohne Seruminjection aufzuweisen, ja Gottstein giebt sogar nur eine Sterblichkeit von 8,5% an und hat keine Ursache zu dem neuen Mittel zu greifen, „dessen theoretische Begründung er für falsch hält und dessen practischer Nutzen nicht erwiesen ist“. Dass die oben angeführten überaus günstigen Zahlen bei der Serumbehandlung, bei denen die Sterbeziffer auf $^2/_3$—$^1/_2$ gegen früher absank, aber nur auf leichte und frühzeitig behandelte Fälle zu beziehen sei, wäre eine ganz willkürliche Annahme, da im Gegentheil ohne jede Auswahl leichte und schwere, einfache und complicirte, früh und spät injicirte untermischt sind.

Die Genesungsziffern gestalten sich aber ganz anders, wenn wir z. B. nach dem localen Krankheitsherd resp. Ansiedlungsherd sondern. — Das findet auch in der oben angeführten Sammelforschung seinen Ausdruck, denn von 682 Serum-Croupfällen starben 238, d. h. 37,7%. Und doch sprechen diese Zahlen eher für als gegen Behring. Denn hier tritt ja der Tod zumeist anfangs nicht durch das Diphtheriegift ein, sondern durch die Stenose und den damit verbundenen Lufthunger — wenn nicht rechtzeitig operativ durch Intubation oder Tracheotomie vorgebeugt wird. Aber hier zeigte sich nun, wie übereinstimmend von den verschiedensten Autoren angegeben wird, dass sich in einer grösseren Reihe von Fällen, wie es nicht früher beobachtet wurde, die unter Serumbehandlung stehende Larynxstenose spontan zurückbildete, ohne dass es zum operativen Eingriff gekommen wäre, und ferner, dass die unter Serum intubirten Kinder eine erheblich grössere Genesungsziffer aufweisen als früher! Nach einer Zusammenstellung von Hundegger in Graz hatte die Intubation bei Larynxdiphtherie eine Mortalität: von 80% Ganghofner (Prag); 71% Escherich (Graz); 70% Heubner (Leipzig); 70% Ranke (München); 66% Bokâi (Pest); 52% Guyer (Zürich); 43% Widerhofer (Wien). Und die umfangreichste Statistik über die Intubation von Brown ergab bei 2386 Intubirten eine

Mortalität von sogar 73 %! — Wie ganz anders gestaltet sich das Bild, wenn wir die Resultate der Intubation unter der Aera der Serumbehandlung betrachten. Auch hier ein Absinken der Mortalität ganz ähnlich wie oben bei der allgemeinen Mortalitätsstatistik angegeben auf $^2/_3$—$^1/_3$ der früheren Fälle. So verzeichnet Ganghofner neuerdings 13,6 % : 61 %; Ranke 29,7 % : 75 %; Baginsky 37,8 % : 59,6 %; und Ganghofner betont hierbei noch ganz besonders den günstigen Einfluss bei den jüngeren Altersklassen, indem er Zahlen von 23 % Mortalität gegen 59—72 % früher zum Beweise in die Wagschale wirft.

In beistehender Tabelle I ersehen Sie, meine Herren, dass ich im Jahre 1895 (vom $^1/_1$—$^1/_8$) 196 Kinder an Diphtherie ins Krankenhaus aufgenommen habe. Davon wurden 181 bacilläre Diphtherien mit Serum behandelt. Es starben 44 = 24,3 % (1894 und 1895 starben von 270 Fällen 57 = 21,1 %).

An NR.- und R.-Diphtherie 101, davon gestorben 15 = 14,8 %
An RC.- und NR.-Croup . 80, davon gestorben 29 = 36,2 %

und zwar endeten unter 14 Croupfällen 4 = 28,2 % und unter 66 NR.-Croupfällen 25 = 38 % lethal. Von diesen 80 Croup- und NR.-Croupfällen wurden unter Serum intubirt 58, davon starben 25 = 43 %. Bei einem Vergleich mit der vorjährigen Serumperiode ergiebt sich:

1894		1895	
82 Intub.	† 39 = 47,6 %	65 Intub.	† 31 = 47,7 %
41 Intub. mit Serum	† 11 = 27 %	58 Intub. mit Serum	† 25 = 43,1 %
41 Intub. ohne Serum	† 28 = 68 %	7 Intub. ohne Serum	† 6 = 85,9 %

Im Wesentlichen stimmen also auch hier meine Resultate und Erfahrungen mit denen der angeführten Berichterstatter überein, die nähern Details sind aus der Tabelle II ersichtlich. Bezüglich der Säuglingssterblichkeit aber habe ich nicht so günstige Resultate zu verzeichnen wie Andere angegeben. Sie haben ja so eben gehört wie günstig sich mein Vorredner darüber geäussert hat; ihm starb von 12 Kindern im ersten Lebensjahr nur eins. Mir starben von 7 Säuglingen 6, davon waren drei mit Serum behandelt und gingen zwei zu Grunde = 66,7. In Tabelle III habe ich die Serumfälle dem Lebensalter nach geordnet und verweise, um Sie nicht mit Zahlen zu ermüden, auf dieselbe; sie illustrirt die Abnahme der Sterblichkeit mit zunehmendem Alter der Erkrankten in unzweideutiger Weise.

Und wie verhält es sich nun mit den Resultaten der frühzeitigen Injection? — Ist es wahr, was uns versprochen, dass die

Tabelle I **In der Universitäts-Kinderklinik zu Leipzig von**

1895	Aufnahmen überhaupt. Zahl der Aufnahmen	R und NR	C	RC u. NRC	Todesfälle insgesammt	N und NR †	C †	RC und NRC †	Mit Mit Serum behandelt	R und NR	C	RC u. NRC
Januar	36	22	5	9	11 (30,55 %)	2 (9,01 %)	3 (60 %)	6 (66,6 %)	32	22	3	[illegible]
			14				9 64,29 %				10	
Februar	35	21	3	11	6 (17,1 %)	2 (9,5 %)	0 (0 %)	4 (36,4 %)	33	20	3	[illegible]
			14				4 (28,6 %				13	
März	20	6	2	12	8 (40 %)	4 (66 %)	1 (50 %)	3 (25 %)	16	5	1	[illegible]
			14				4 (28,6 %)				11	
April	31	15	4	12	7 (22,6 %)	1 (6,7 %)	1 (25 %)	5 (41,7 %)	30	14	4	[illegible]
			16				6 (37,5 %)				16	
Mai	30	15	3	12	13 (43,3 %)	3 (20 %)	3 (100 %)	7 (58,3 %)	28	14	2	[illegible]
			15				10 66,6 %				14	
Juni	23	15	1	7	5 (21,7 %)	3 (20 %)	— (0 %)	2 (28,6 %)	22	14	1	[illegible]
			8				2 (25 %)				8	
Juli	21	12	—	9	6 (28,6 %)	3 (25 %)	— (0 %)	3 (33,3 %)	20	12	—	[illegible]
			9				3 (33,3 %)				8	
Januar bis Juli 1895	196	106	18	72	56 (28,6 %)	18 (17 %)	8 (44,4 %)	30 (41,6 %)	181	101	14	[illegible]
			90				38 (42,2 %)				80	

R = Rachendiphtherie. NR = Nasenrachendiphtherie. C = Croup.

Januar bis Juli 1895 behandelte Diphtheriefälle. Tabelle I

Serum behandelte Fälle.				Ohne Serum behandelte Fälle.							
Todesfälle bei Injicirten	R und NR †	C †	RC und NRC †	Ohne Serum behandelt	R und NR	C	RC u. NRC	Todesfälle bei Nicht-injicirten	R und NR †	C †	RC und NRC †
7 (21,9 %)	2 (9,01 %)	1 (33,3 %)	4 (57,1 %)	4	—	2	2	4 (100 %)	—	2 (100 %)	2 (100 %)
		5 (50 %)									
4 (12,1 %)	1 (5 %)	— (0 %)	3 (30 %)	2	1	—	1	2 (100 %)	1 (100 %)	—	1 (100 %)
		3 (23,1 %)									
5 (31,2 %)	3 (60 %)	— (0 %)	2 (20 %)	4	1	1	2	3 (75 %)	1 (100 %)	1 (100 %)	1 (50 %)
		2 (18,2 %)								2 (66,6 %)	
7 (23,3 %)	1 (7,1 %)	1 (25 %)	5 (41.7 %)	1	1	—	—	—	—	—	—
		6 (37,5 %)									
12 (42,0 %)	3 (21,4 %)	2 (100 %)	7 (58,3 %)	2	1	1	—	1 (50 %)	—	1 (100 %)	—
		9 (64,3 %)								(1 = 100 %)	
4 (18,1 %)	2 (14,3 %)	— (0 %)	2 (28,6 %)	1	1	—	—	1 (100 %)	1 (100 %)	—	—
		2 (25 %)									
5 (25,0 %)	3 (25 %)	— (0 %)	2 (25 %)	1	—	—	1	1 (100 %)	—	—	1
		2 (25 %)								(1 = 100 %)	
44 (24,2 %)	15 (14,8 %)	4 (28,6 %)	25 (38 %)	15	5	4	6	12 (80 %)	3 (60 %)	4 (100 %)	5 (83,3 %)
		29 (36,2 %)				10				9 (90 %)	

RC = Rachendiphtherie mit Croup. NRC = Nasenrachendiphtherie mit Croup.

Tabelle II.

	Intubirte						Tracheotomirte.					
	Intubirte			Todesfälle bei Intubirten			Tracheotomirte			Todesfälle bei Tracheotomirte		
1895	Sa.	mit Serum	ohne Serum	† Sa.	† mit Serum	† ohne Serum	Sa.	mit Serum	ohne Serum	† Sa.	† mit Serum	† ohne Serum
Jan.	11	8	3	7 (63,6 %)	4 (50 %)	3 (10 %)	2	1	1	1 (50 %)	— (0 %)	1 (100 %)
Febr.	10	9	1	3 (30 %)	2 (22,2 %)	1 (100 %)	1	1	—	1 (100 %)	1 (100 %)	—
März	10	7	3	4 (40 %)	2 (28,6 %)	2 (66,6 %)	1	—	1	— (0 %)	—	— (0 %)
April	14	14	—	6 (42,9 %)	6 (42,9 %)	—	2	2	—	1 (50 %)	1 (50 %)	—
Mai	9	9	—	8 (88,9 %)	8 (88,9 %)	—	1	1	—	— (0 %)	— (0 %)	—
Juni	6	6	—	1 (16,7 %)	1 (16,7 %)	—	—	—	—	—	—	—
Juli	5	5	—	2 (40 %)	2 (40 %)	—	—	—	—	—	—	—
	65	58	7	31 (47,7 %)	25 (43,1 %)	6 (85,7 %)	7	5	2	3 (42,86 %)	2 (40 %)	1 (50 %)

Tabelle III.

Die von Januar bis Juli incl. 1895 mit Serum behandelten Diphtheriefälle dem Lebensalter nach geordnet.

Lebensalter	insgesammt	davon †	Mit Serum behandelt		davon †	
0—1 Jahr	7	6 (85,7 %)	3	28	2 (66,7 %)	17 (60,7 %)
1—1½ „	17	11 (64,7 %)	15		9 (60,0 %)	
1½—2 „	11	7 (63,6 %)	10		6 (60,0 %)	
2—3 „	34	9 (26,5 %)	30	88	6 (20,0 %)	18 (20,4 %)
3—4 „	32	7 (21,8 %)	31		6 (19,3 %)	
4—5 „	28	6 (21,4 %)	27		6 (22,2 %)	
5—6 „	12	4 (33,3 %)	12	37	4 (33,3 %)	6 (16,2 %)
6—7 „	18	3 (16,7 %)	16		2 (12,5 %)	
7—8 „	9	— (0 %)	9		— (0 %)	
8—10 „	16	2 (12,5 %)	16	28	2 (12,5 %)	3 (10,8 %)
10—12 „	8	1 (12,5 %)	8		1 (12,5 %)	
12—15 „	4	— (0 %)	4		— (0 %)	
Summa	196	56 (28,6 %)	181		44 (24,3 %)	

Tabelle IV.

Mit Serum behandelte Fälle. (Nach den Injectionstagen geordnet.)

1895	Serum am 1. Tag		Serum am 2. Tag		Serum am 3. Tag		Serum am 4.—5. Tag		Serum am 6. etc. Tag		Serum an unbest. T	
	injicirt am 1. Krankheitstag	davon †	injicirt am 2. Tag	davon †	injicirt am 3. Tag	davon †	injicirt am 4.—5. Tag	davon †	injicirt am 6. etc. Tag	davon †	injicirt an unbest. Tagen	davo †
Januar	1	— (0 %)	5	— (0 %)	8	— (0 %)	10	5 (50 %)	5	1 (20 %)	3	1 (33,3
Februar	3	— (0 %)	4	— (0 %)	5	— (0 %)	9	— (0 %)	9	4 (44,4 %)	3	— (0 %
März	—	—	—	—	2	1 (50 %)	2	2 (100 %)	11	1 (9,09 %)	1	1 (100
April	1	— (0 %)	2	— (0 %)	1	1 (100 %)	9	— (0 %)	12	3 (25 %)	5	3 (60 %
Mai	2	— (0 %)	6	— (0 %)	1	— (0 %)	7	5 (71,4 %)	6	5 (83,3 %)	6	2 (33,3
Juni	—	—	6	1 (16,7 %)	4	— (0 %)	3	— (0 %)	4	2 (50 %)	5	1 (20 %
Juli	—	—	2	— (0 %)	1	— (0 %)	4	2 (50 %)	8	1 (12,5 %)	5	2 (40 %
Januar bis Juli 1895	7	— (0 %)	25	1 (4 %)	22	2 (9,1 %)	44	14 (31,8 %)	55	17 (30,9 %)	28	10 (35,7

(Serum am 1.–3. Tag zusammen:) † 5,5 %

Genesungsziffer steigt und in dem Umfang, wie Behring meinte — je früher, und dass sie sinkt, je später die Serumbehandlung eingeleitet ist? — Im Jahre 1894 gehörten, wie ich in der deutschen medicin. Wochenschrift mitgetheilt habe, unter 13 Todesfällen meiner Beobachtung 6, d. h. 46 % solchen Kindern an, die mit annähernder Sicherheit in den ersten 4 Krankheitstagen injicirt waren. Das ist eine hohe Zahl! Aber ich fügte schon damals ausdrücklich hinzu, dass ich auch mit den Spätinjectionen noch günstige Resultate erzielte und eine Reihe von Kindern am Leben erhalten konnte, die erst am 6.—10. Krankheitstage in die Behandlung kamen. Ich habe im Jahre 1895 alle Fälle, so weit das möglich war, nach Krankheits- und Injectionstagen geordnet. Tabelle IV giebt darüber Aufschluss. Unter 54 in den ersten 3 Tagen injicirten Kranken starben nur 3, d. h. = 5,5 % — wenn ich nicht irre, gab Heubner soeben den gleichen Procentsatz an. Ganghofner 7,3 %, Vierordt 13 %, Kossel 6 % ohne Serum Siegert 34 %. Ich habe einzelne Beobachter — nach ihren Resultaten bezüglich der Injectionstage verglichen, z. B.

Tag	Baginsky	Heubner	Ganghofner	Vierordt
1	† 2,7 %	† 0,0 %	† 0,0 %	† 0,0 %
2	† 10,4 %	† 6,0 %	† 6,7 %	† 16,5 %
3	† 14,1 %	† 4,5 %	† 8,6 %	† 13,0 %
4	† 23,07 %	† 5,5 %	† 22,3 %	† 0,0 %
5	† 35,9 %	† 16,6 %	† 33,4 %	† 75,0 %

Tag	Sammelforschung	Soltmann	Siegert
1	† 6,9 %	† 0,0 %	† 0,0 %
2	† 7,4 %	† 4,0 %	† 20,0 %
3	† 15,5 %	† 9,1 %	† 48,0 %
4	† 18,1 %	† 31,8 %	† 62 %
5	† 35,4 %	† 31,8 %	† 68 %

Wir entnehmen daraus, dass die idealen Ziffern Behring's zwar nicht erreicht sind, allein das ist nach dem oben Auseinandergesetzten auch begreiflich und berechtigt nicht zu einem ablehnenden Votum gegen das Heilserum. Freilich dürfen wir andererseits nicht verschweigen, dass z. B. Siegert auch ohne Serumbehandlung in den ersten Krankheitstagen eine sehr günstige Mortalitätsziffer verzeichnet. Aber die Proportion ist trotz der 0 % Todesfälle am ersten Krankheitstage doch eine ganz andere. Leider liegen uns zum Vergleich keine weiteren Mittheilungen vor von solchen Kindern, die nicht inserirt waren und doch wäre das sehr erwünscht! Denn dass auch nach den vor der Serumbehandlung geübten Behandlungsmethoden, je frühzeitiger die Behandlung begonnen, um so grösser auch die Chance auf Lebenserhaltung war, wird wohl von fast allen Beobachtern zugestanden werden. Ich kann mich wenigstens nicht entsinnen, dass Jemand Aehnliches wie Heubner mitgetheilt hätte, dass „nach seinen früheren Beobachtungen von den frühzeitig in Behandlung genommenen Kranken ebenso viel, ja unter Umständen durch Zufall mehr starben, als von den später in Behandlung genommenen." Heubner hatte in den ersten 3 Tagen vor der Serumbehandlung eine Mortalität von 30,7 %. — Andererseits möchte ich bei dieser Gelegenheit Gottstein gegenüber bemerken, der die jetzigen günstigen Resultate der Serumbehandlung einfach nur auf das veränderte Krankenmaterial beziehen will, weil eben jetzt viel mehr leichter erkrankte Kinder und viel früher in's Krankenhaus kämen, dass sich daraus für Leipzig wenigstens ganz gewiss nicht das bedeutsame Absinken der Diphtherie-Mortalität erklären lässt. Denn während nach Heubner's Angaben in Berlin z. B. 112 von 176 Kindern, d. h. 64 % in den ersten drei Krankheitstagen zur Injection in's Haus kamen, giebt derselbe früher selbst für Leipzig nur 29 % an, nämlich 22 Kinder von 76, und ich habe für das Jahr 1895 bis zum 1. August sogar nur 54 Kinder von 196 notirt, d. h. 27 %!

Allein, meine Herren, aus all dem Mitgetheilten darf uns die Statistik allein keinen sicheren Maassstab für den Heilwerth des Serums abgeben. Denn Vieles ist noch bei den Zahlen zu bedenken! Gottstein hebt gewiss nicht mit Unrecht hervor, dass unter der neuen Behandlungsmethode ein überhaupt viel grösserer Andrang nach den Krankenhäusern statthat den Vorjahren gegenüber — wenigstens in Leipzig ist es so — und daher auch Zahlenverhältnisse nur beweisend sein könnten, bei denen vermehrte Frequenz und gleichzeitig verminderte procentuale wie absolute Mortalitätsziffer Hand in Hand geht. Diesem Umstand ist in den bisherigen Statistiken nicht gebührend Rechnung getragen. Die bisherigen Zahlenangaben sind daher nicht ganz vollkommen. Viele andere Momente sind hierbei ebenfalls noch zu berücksichtigen. Ich will nur an eins erinnern, dass nämlich Hecker in München nach den officiellen Berichten aus 15 grösseren Städten die Diphtheriesterblichkeit der Jahre 1883—1893 genau verfolgt und hierbei gefunden hat, dass die Sterblichkeit an Diphtherie sich bis zum

Jahre 1891 in absteigender Linie bewegte, dass sie dann zwar im Jahre 1892/93 wieder anstieg, im Ganzen aber dennoch in der Abnahme begriffen ist, und zwar trotz der zuweilen rapiden Bevölkerungszunahme dieser Städte.[1] Diese Thatsache darf doch bei der Beurtheilung der vorliegenden Frage — wo die Abkürzung der Krankheitsdauer und der überaus günstige Verlauf der Serumbehandlung zur Last gelegt wird — jedenfalls nicht unbeachtet bleiben.

Bei dem bescheidenen Werth, den also die angeführten Zahlen im Allgemeinen, abgesehen von den Fehlerquellen, die hierbei mitwirkten, auch schon deshalb haben, weil die Zeit, die verflossen ist, seit der Anwendung des Behring'schen Mittels am Krankenbette, eine viel zu kurze ist — auch die 2 Jahre der Heubner'schen Beobachtungen reichen hierbei, wie mich dünkt, keineswegs aus — werden wir vorläufig zur Beurtheilung des Heilserums und seines praktischen Nutzens den Hauptwerth immer in der klinischen Erfahrung suchen müssen. Auch hier können wir freilich die Zahlen nicht ganz umgehen, aber sie sollen nur in so weit Werth beanspruchen, als sie die klinischen Thatsachen gewissenhafter Einzelbeobachtungen der verschiedenen Aerzte illustriren, insofern nämlich dadurch etwa die zur Heilung tendirende Wirkung des Mittels im Sinne eines „Antitoxin“ erwiesen werden könnte!

Leider besteht aber auch hier unter den Freunden der Serumtherapie noch eben so wenig Uebereinstimmung als unter den Gegnern! —

Die beschleunigte Verflüssigung, Aufrollung, Ablösung der Membranen in Nase, Rachen und Kehlkopf unter schnellem Zurückgehen der bronchitischen Erscheinungen und der Dyspnoë wurde hier zuvor betont. In 12—24 Stunden steht der Process wie festgebannt; unter Bildung der Demarcationslinie schnelle Ablösung von den Rändern aus, Aufrollung, Verflüssigung im Rachen, desgleichen schnelle Einschmelzung und Ablösung im Kehlkopf und Trachea, so Baginsky! Aehnlich Heubner: schon am 4.—5. Tage ist meist die Abstossung beendet und „war der Larynx vor der Serumbehandlung frei, so bleibt er es auch in allen behandelten Fällen“, war er ergriffen, so kam es oft zum Stillstand, 29 mal (soeben gab er

[1] Vgl. die Curven Heubner's über die Diphtheriesterblichkeit in 5 nordamerikanischen Städten 1884—1894, im preussischen Staate 1875—1892 a. a. O. S. 6—10. Hier finden sich ganz ähnliche Verhältnisse, wie sie Hecker angegeben. Auch stimmt dies mit den allgemeinen Erfahrungen, wonach wir uns zur Zeit jedenfalls nicht in einer besonders bösartigen Diphtherieperiode befinden.

55 Fälle an) trat ohne Operation Genesung ein, fast niemals hat Heubner bei der Section in den Bronchien noch Membranen gefunden. Auch Kossel beobachtete unter dem Serum in 31 Fällen Heilung ohne Operation, ebenso Katz, v. Ranke u. A. Monti hält die schnelle Abstossung der Membranen ohne Reproduction derselben für charakteristisch, desgleichen Hagenbach; v. Widerhofer beschreibt schnelle Aufrollung der Membranen, Umwandlung derselben in eine schmierige, breiige, milchige Detritusmasse auch in Kehlkopf und Bronchien. Ganghofner drückt sich mit grösserer Reserve aus, dass bei Anwendung genügend grosser Antitoxindosen der locale Process im Rachen günstig beeinflusst werde. Sonnenburg hat keine wesentlichen localen Veränderungen bemerkt; Ritter will eine baldige sichtbare locale Einwirkung des Serums ebenso wenig wie eine besondere Specifität des Heilungsvorganges gesehen haben. Vierordt konnte ein starkes Zurückgehen oder Aufrollung an dem localen Rachenherde ebenfalls nicht bemerken. Drasche sah überhaupt nichts dort, was einer unmittelbar heilenden Wirkung des Mittels gleichkäme! — Ich selbst habe 1894 unter 89 Fällen 28mal ein schnelles Verschwinden der localen Erscheinungen, 15mal auch ohne Serum beobachtet. Im Jahre 1895 habe ich unter 181 Fällen 92 Fälle genau daraufhin verfolgt — die übrigen mussten nämlich ausgeschlossen werden, einige (13), weil sie bald nach der Injection, resp. Aufnahme starben, und (42) post mortem noch Beläge hatten, einige (12), die überhaupt nur Spuren von Belägen hatten, welche alsbald zurückgingen (Tabelle V). Bei diesen restirenden 92 Fällen waren 68mal die Beläge in den ersten 5 Tagen verschwunden, d. h. in 73 % der untersuchten Fälle. Das ist gewiss eine beachtenswerthe Anzahl. Unverkennbar liess sich aber auch eine Beziehung (oder Abhängigkeit) constatiren zwischen dem Injectionskrankheitstage und dem Verschwinden der Exsudation. Je später injicirt wurde, desto länger blieben die Beläge unverändert bestehen (vergl. Tabelle V*b*). Vorübergehender Stillstand der Beläge war in 54 Fällen, scharfe Demarcation derselben in 29 Fällen beobachtet; nur in vereinzelten Fällen war ein vorübergehendes oder dauerndes Weiterschreiten, einmal ein wiederholtes Auftreten zu bemerken (Tabelle VI). Ein spontanes Zurückgehen der Stenose und bronchitischen Erscheinungen ohne Intubation wurde 18mal unter 22 Fällen beobachtet (Tabelle VII). Andererseits muss ich aber auch dieses Mal, wie in meiner ersten Mittheilung, ausdrücklich hervorheben, dass ich auch trotz Seruminjection descendirenden Croup bis in die feinsten

Tabelle V.

Rückgang der Beläge bei Patienten, die am 1. bis 6. Krankheitstage injicirt worden sind. Ausgeschlossen sind diejenigen, welche kurz nach der Injection gestorben sind und noch am Todestage Beläge hatten, sowie diejenigen, welche zur Zeit der Injection nur Spuren von Belägen hatten.

Krankheitstage	Summe der Injicirten	Die Beläge waren verschwunden										
		1 Tag nach Injection	2 Tage nach Injection	3 Tage nach Injection	4 Tage nach Injection	5 Tage nach Injection	6 Tage nach Injection	7 Tage nach Injection	8 Tage nach Injection	9 Tage nach Injection	10 Tage nach Injection	über 10 Tage n. Injection
Injection am 1. Tage	7	—	—	1	1	4	1	—	—	—	—	—
„ „ 2. „	23	—	1	7	8	3	3	1	—	—	—	—
„ „ 3. „	19	1	1	4	4	6	3	—	—	—	—	—
„ „ 4. „	27	1	3	4	2	8	3	—	1	2	1	2
„ „ 5. „	9	1	—	—	1	3	—	1	3	—	—	—
„ „ 6. „	7	—	—	3	1	—	2	—	—	—	—	1
Summa	92	3	5	19	17	24	12	2	4	2	1	3
		68 (Summe 1.–5. Tag)										

Tabelle V^b.

Krankheitstage	Durchschnittlich waren demnach die Beläge verschwunden
Injection am 1. Krankheitstag	5,7 Tage nach Beginn der Erkrankung
„ „ 2. „	6,1 „ „ „ „ „
„ „ 3. „	7,2 „ „ „ „ „
„ „ 4. „	9,4 „ „ „ „ „
„ „ 5. „	10,7 „ „ „ „ „
„ „ 6. „	11,3 „ „ „ „ „
Durchschnitt im Ganzen	8,1 Tage nach Beginn der Erkrankung

Tabelle VI.

Krankheitstage	Summe der in Betracht kommenden Fälle	Sofortiger Rückgang der Beläge nach Inject	Vorübergehender Stillstand d. Beläge nach d. Injection: a) Stillstand der Beläge im Ganzen		Vorübergehender Stillstand d. Beläge nach d. Injection: b) Schärfere Demarcation der Beläge nach Injection bei gleicher Ausdehnung derselben		Vorübergehendes Weiterschreiten der Beläge nach Injection		Dauerndes Weiterschreiten der Beläge	Neuauftreten v. Belägen kurz nach Injection
			Stillstand 1 Tag	Stillstand 2 Tage	Demarcation am 1. Tag nach Inject.	Demarcation am 2. Tag nach Inject.	Weiterschreiten 1 Tag	Weiterschreiten 2 Tage		
Injection am 1. Tage	7	1	5	1	—	1	—	—	—	—
„ „ 2. „	23	5	16	1	9	—	1	—	—	—
„ „ 3. „	19	8	7	3	6	2	1	—	—	—
„ „ 4. „	24	11	9	2	6	1	2	—	—	—
„ „ 5. „	9	2	6	1	2	—	—	—	—	—
„ „ 6. „	5	2	2	1	2	—	—	—	1 [1]	1 [2]
Summa	87	29 (33,3 %)	45 (51,7 %)	9 (10,3 %)	25 (28,7 %)	4 (4,6 %)	4 (4,6 %)	—	1 [1] (1,1 %)	1 [2] (1,1 %)
			54 (62,1 %)		29 (33,3 %)		4 (4,6 %)			

[1] Heise, Margarethe, 4 Jahr, erkrankt am 29./IV. 1895, aufgen. d. 3./V., I. Inject. d. 4./V. vom (Serum II). 6. Krankheitstag. Zur Zeit der Injection Nasendiphtherie; auf l. vord. u. hint. Gaumenbogen ganz vereinzelte stecknadelkopfgrosse, gelbweisse Beläge. Auf der hinteren Pharynxwand stellenweise dünne, streifenförmige, gelbliche Beläge. Conjunctivitis. Oedem der Lider. 6./V. 2 Tage nach der Injection Beläge auf Conjunctiva tarsi bds., nicht abhebbar. Auf Gaumenbögen Beläge grösser geworden. 7./V. zweite Injection Serum I, 2 Fl. 14./V. Beläge auf l. vord. u. hint Gaumenbogen bestehen noch; ausserdem frische Beläge auf Tonsillen. Heiserkeit. Crouphusten. 16./V. Exitus (Tuberculos. pulmon.).

[2] Steinbach, Willy, 1 Jahr, erkrankt am 8./III. 1895, aufgen. d. 12./III., Injection 13./III. Nm. (Serum II). 6. Krankheitstag. Beläge auf Tonsillen, auf Gaumenbögen übergreifend; starker Schnupfen. Rascher Rückgang der Beläge nach Inject.; 2 Tage nach Inj. kein Belag mehr, zugleich Rückgang des Schnupfens. Am Abend des 2. Tages nach der Injection Wiederanstieg der Temp. (40,0°). Am Tage darauf Schnupfen wieder stärker, Allgemeinbefinden schlechter. 4 Tage nach Inj. neue Beläge auf Tonsillen und Gaumenbögen; sehr starker Schnupfen. Am Tage darauf Exanthem (Serumexanthem). Neue Beläge bestehen bis 25./III. (9 Tage), Schnupfen bis Anfang April. Pat. am 6./IV. geheilt entlassen.

Tabelle VII.

a) Croup und Pneumonie bei mit Serum behandelten Diphtheriefällen.

Nach Serum Croup	Davon †	Intubirte mit S.	Davon †	Nicht intubirt	Davon †	L.-Croup erst nach Injection aufgetreten (vorher nur Rach.-Diphtherie)
80	29 (36,2 %)	58	25 (43,1 %)	22	4 (18,2 %)	2[1]

Descendirender Croup		Pneumonie	
bereits vor Injection	erst nach Injection	bereits vor Injection	erst nach Injection
17	8	14	9

[1] Mühlmann, $3\frac{1}{2}$ Jahre, am 10./IV. zum ersten Mal injicirt (Serum II). Bis dahin Rachendiphtherie. Nach der Injection Rückgang der Beläge. 13./IV. Heiserkeit, Husten. 2. Injection (Serum III). 16./IV. Stenotische Erscheinungen. 3. Injection (Serum II). Bis dahin in Behandlung von Dr. Taube. 17./IV. Aufnahme in's Haus. Intubation Abends $9\frac{1}{4}^h$. Intubation bis 19./IV. $5\frac{1}{4}^h$ Nachm. 5./V. geheilt entlassen.

Heise, 4 Jahre, erkrankt 29./IV., aufgen. 3./V. Erste Inject. 4./V. (Serum II) am 6. Krankheitstage. Zur Zeit der Injection Nasenrachendiphtherie. 6./V. Beläge auf Conj. tarsi. Beläge auf Gaumenbögen grösser geworden. 7./V. zweite Injection (Serum I, 2 Fl.). 14./V. Beläge auf Gaumenbögen bestehen noch. Frische Beläge auf Tonsillen. Heiserkeit. Crouphusten. 16./V. beschleunigte angestrengte Athmung. Cyanose. Exitus 12^h M. — Sectionsbefund: Rachendiphtherie. Croup und Erweichung; tub. Pneumonie.

Intubationsdauer bei den Intubirten, die nicht gestorben sind und nicht zur secundären Tracheotomie kamen.

Summa der in Betracht kommenden Fälle	Intubation 0—24 Std.	Intubation 24—48 Std.	Intubation 48—72 Std.	Intubation 72—96 Std.	Intubation 96—120 Std.	Intubation über 120 Std.	Durchschnittliche Intubationsdauer
33	5	11	6	4	2	5	58,3 Stunden

Bronchien und Alveolen hinein unter Bildung ausgedehnter pulmonaler Entzündungsherde zu Gesicht bekam (Tabelle VII *b*) und glaube, dass unter Umständen gerade die schnell verflüssigten Membranen und Umwandlung derselben in eine klebrig schmierige, milchige Masse bei insufficienter Expectoration der geschwächten Patienten zu gefährlichen Aspirationspneumonieen Veranlassung gibt. In den **44** Todesfällen meiner Beobachtung fanden sich bei 40 Obducirten **15** mal Pneumonie und **27** mal Croup, theils mit festen, theils mit flüssigen Membranmassen. Auch Ranke hebt die Häufigkeit der Todesfälle an Pneumonie und descendirendem Croup (10 mal von 21 Fällen) hervor, ebenso Kohts, und Widerhofer spricht es direct aus: „die meisten Serumkinder starben an fortgepflanzten Croupformen“ (12 mal unter 25 Fällen). Um den Werth des Serum bezüglich einer beschleunigten Abstossung der Membranen im Vergleich zu den früher üblichen Mitteln abzuschätzen, fehlen uns leider genaue Angaben; wir haben eben in der Weise wie unter der Aera der Serumbehandlung die täglichen Veränderungen der Exsudation während des ganzen Krankheitsverlaufs früher doch nicht studirt.

Und gerade so verhält es sich mit dem Verhalten des Pulses, der Temperatur, des Allgemeinbefindens. Dennoch wird ein ziemlich jähes Absinken der Körpertemperatur und der Schlagzahl des Pulses auf die Antitoxinwirkung bezogen; vor Allem von Baginsky und Heubner. Am 3. Tage nach der Injection sei die Temperatur fast stets normal, der Puls folgt dem Gange der Temperatur. Oft sinkt die Temperatur in 8—24 Stunden jäh nach Art einer Krise ab, und es fehlt das secundäre Anschwellen des Fiebers; der Puls wird bemerkenswerth kräftiger. Drasche leugnet das, Ganghofner, Körte und Kohts finden Puls, Temperatur und Allgemeinbefinden nicht typisch beeinflusst; auch Vierordt überzeugte sich nicht von einer prompten Beeinflussung der Temperatur; Widerhofer gesteht die Pulsaufbesserung zu, sah den Temperaturabfall aber nur vereinzelt. Beifolgende Tabelle VIII fasst meine Beobachtungen zusammen. Unter 181 Serumkindern hatten 105 zur Zeit der Injection eine Temperatur über 38,3. Bei 58 Kindern, d. h. in 51,4 %, trat nun in der That ein präciser Temperaturabfall in 1—3 Tagen ein, in 59 Fällen sank gleichzeitig auch die Pulsfrequenz. Auch hier lässt sich eine gewisse Regelmässigkeit und typische Wiederkehr der Erscheinungen nach den Injectionstagen nicht verkennen. Je frühzeitiger die Injection, desto sicherer und schneller der

Tabelle VIII.
Temperatur und Puls nach der Injection.

	Sa.	Injection am 1. Tag	davon †	Injection am 2. Tag	davon †	Injection am 3. Tag	davon †	Injection am 4. bis 5. Tag	davon †	Injection am 6. Tag u. später	davon †	Injection an unbest. Tagen	davon †
Insgesammt mit Serum behandelt	**181**	7	— (0%)	25	1 (4%)	22	2 (9,1%)	44	14 (31,8%)	55	17 (30,9%)	28	10 (35,7%)
a) Davon hatten Temperat. über 38,3° zur Zeit der Inj.	**105**	7		17		14		21		27		19	
b) Präcis. Temperaturabfall in 1—3 Tagen nach Inject.	53 (51,4%)	7 (100%)	—	16 (94,1%)	1	8 (57,1%)	—	11 (52,4%)	2	5 (18,8%)	—	6 (31,6%)	1
Vorübergehender Temperaturanstieg nach Injection m. folgendem Temp.-Abfall	20 (19,0%)	—	—	5	—	3	—	4	—	4	1	4	—
Nach Inject. erst vorübergehender Temp.-Abfall, dann kurzer Anstieg, dann präciser Abfall	12 (11,4%)	—	—	1	—	4	—	3	1	1	—	3	—
Ohne nachweisbare Complicationen seitens Lungen, Ohr etc.: Längeres Hochbleiben d. Temp. nach Injection	6 (5,5%)	—	—	—	—	—	—	4	1	1	—	1	—
Ohne nachweisbare Complicationen seitens Lungen, Ohr etc.: Anstieg d. Temp. nach Injection u. länger dauernd. Hochbleiben d. Temperatur	3 (2,9%)	—	—	—	—	—	—	1	—	1	—	1	—
Präciser Abfall der Pulsfrequenz nach Injection	**59**	7	—	19	1	9	—	12	3	5	1	7	2
Annähernd paralleler Abfall der Temp. und der Pulsfrequenz nach Injection	46 (43,8%)	7 (100%)	—	16 (94,1%)	1	6 (42,8%)	—	9 (42,9%)	2	4 (14,8%)	—	4 (21%)	1

Temperaturabfall. Dies trat am ersten Krankheitstage (siehe Tabelle VIII *b*) in 100 %, am zweiten in 94 %, am dritten in 57 %, am vierten in 52 % der Fälle ein. Temperatur und Pulsfrequenz sanken in 46 = 43,8 % parallel ab. Ganz irregulär wurde der Puls bei 18 Kindern bald nach der Injection und blieb es in der Mehrzahl. In 86 Fällen trat nach der Injection Pulsus rarus auf, es starben 12 davon und in 19 Beobachtungen sank die Frequenz bis auf 42—36—32, sogar 28 pro Minute.[1] In 11 Fällen trat Herzcollaps ein, davon endeten 4 tödtlich. Von einer besonders kräftigeren Pulswelle nach der Injection und einem tonisirenden Einfluss auf das Herz konnte ich nichts entdecken. In einer Reihe von Beobachtungen stieg die bereits abgesunkene Temperatur wieder an, um dann, falls keine Complicationen eintraten, ganz allmählich abzuklingen (Tabelle IX *a, b, c, d*). Baginsky meint, dass die Symptome der Herzvergiftung durch das Serum beeinflusst würden, sie käme zwar häufiger vor, aber der tragische Ausgang sei seltener. Früher fand er in 87,6 % schwere Herzveränderungen bei der Section, jetzt 45,7 %. Die anatomische Grundlage bei der diphtheritischen Herzlähmung ist jedenfalls nicht immer die nämliche. Wie sich das Toxin hier verhält und wie eventuell das Antitoxin, ist noch völlig unaufgeklärt. Ich konnte bei 40 Serumobductionen 18mal (45 %) hochgradige Verfettung und parenchymatöse Degeneration notiren.

Auch mit der Albuminurie unter der Serumbehandlung können wir nicht viel anfangen! Heubner fand sie in 27 %, Möller in 42 %, Kossel in 39 %, Körte in 48 %, Monti in 52 % der Injicirten. Letzterer hält sie für eine Folge der Seruminjection, für eine toxische Wirkung derselben unabhängig von der Diphtherie, unabhängig von einer Nephritis. Oertel führt die Albuminurie auf die Einspritzung eiweisshaltiger Flüssigkeiten ins Blut zurück. Vierordt sieht sie für bedeutungslos an. Ganghofner spricht die Vermuthung aus, dass die Albuminurie und Schädigung der Niere möglicher Weise bei frühzeitiger Injection mit genügender Serumdose völlig verhütet werden könne, jedenfalls stehe sie mit dem Serum nicht in Zusammenhang und Heubner neigt ebenfalls der Ansicht zu, dass die Serumbehandlung eher einen günstigen, als ungünstigen Einfluss auf den Verlauf der Albuminurie äussere; die am ersten Tag injicirten

[1] Zahlreiche Curventafeln konnten zur Illustration vorgelegt werden, ich verzichte auf die Wiedergabe derselben hier.

Tabelle IX a.
Pulsus irregularis.

		Irregulärer Puls insgesammt	davon †	Injection am 1. Tag	davon †	Injection am 2. Tag	davon †	Injection am 3. Tag	davon †	Injection am 4.—5. Tag	davon †	Injection am 6. Tag und später	davon †	Injection an unbestimmten Tagen	davon †
	Insgesammt mit Serum behandelt	181	44 (24,2 %)	7	— (0 %)	25	1 (4 %)	22	2 (9,1 %)	44	14 (31,8 %)	55	17 (30,9 %)	28	10 (35,7 %)
	Bereits am Tag der Injection	94	26	2	—	8	—	12	2	26	6	28	10	18	8
Pulsus irregularis erst nach Injection.	1 Tag nach Inj.	3	1	—	—	—	—	—	—	1	—	2	1	—	—
	2 Tage „ „	2	—	—	—	—	—	1	—	1	—	—	—	—	—
	3 „ „ „	4	2	1	—	—	—	1	—	1	1	—	—	1	1
	4 „ „ „	4	1	—	—	1	—	1	—	1	1	1	—	—	—
	5 „ „ „	1	—	—	—	1	—	—	—	—	—	—	—	—	—
	6 „ „ „	—	—	—	—	—	—	—	—	—	—	—	—	—	—
	7—10 T. „ „	2	—	—	—	—	—	1	—	—	—	—	—	1	—
	10—14 „ „ „	2	2	—	—	1	1	—	—	—	—	—	—	1	1
	über 14 Tage nach der Injection	—	—	—	—	—	—	—	—	—	—	—	—	—	—
	Summa der erst nach der Injection aufgetretenen Fälle	18	6	1	—	3	1	4	—	4	2	3	1	3	2

Tabelle IX b. (Fortsetzung.) Pulsus rarus.

		Pulsus rarus überhaupt	davon †	Injection am 1. Tag	davon †	Injection am 2. Tag	davon †	Injection am 3. Tag	davon †	Inj. am 4. bis 5. Tag	davon †	Injection am 6. Tag u. später	davon †	Inj. an unbestimmt. Tagen	davon †
	Insgesammt mit Serum behandelt	181	44 (24,2%)	7	— (0%)	25	1 (4%)	22	2 (9,1%)	44	14 (31,8%)	55	17 (30,9%)	·28	10 (35,7%)
	Bereits am Tag der Injection	4	1	—	—	—	—	—	—	1	—	2	1	1	—
Pulsus rarus erst nach der Inj.	1 Tag nach Inj.	2	2	—	—	—	—	—	—	—	—	1	1	1	1
	2 Tage „ „	9	1	2	—	2	—	3	—	—	—	1	—	1	1
	3 „ „ „	14	3	1	—	2	—	5	—	1	1	2	—	3	2
	4 „ „ „	13	1	1	—	5	—	—	—	6	1	—	—	1	—
	5 „ „ „	11	1	—	—	5	—	1	—	1	1	3	—	1	—
	6 „ „ „	15	3	1	—	4	—	2	—	3	1	4	2	1	—
	7—10 T. „ „	12	1	1	—	2	1	2	—	4	—	2	—	1	—
	10—14 „ „ „	6	—	1	—	1	—	—	—	2	—	2	—	—	—
	über 14 Tg. n. d. Inj.	4	—	—	—	—	—	2	—	—	—	1	—	1	—
	Summa der erst nach der Injection aufgetretenen Fälle	86 (47,5%)	12	7	—	21	1	15	—	17	4	16	3	10	4

Rückgang der Irregularität des Pulses kurze Zeit nach der Injection.

	Summa	Injection am 1. Tage	Injection am 2. Tage	Injection am 3. Tage	Injection am 4—5. Tage	Inj. am 6. Tg. und später	Inj. an unbest. Tagen
1—2 Tage nach Injection	—	—	—	—	—	—	—
3 „ „ „	2	—	—	—	1	1	—
4 „ „ „	—	—	—	—	—	—	—
5 „ „ „	4	—	1	—	2	1	—
6 „ „ „	1	—	—	—	1	—	—
7—8 „ „ „	2	—	—	1	—	—	1
Summa	9	—	1	1	4	2	1

Tabelle IX c.

Gleichzeitiges Auftreten von Irregularität des Pulses mit abnorm niedriger Pulsfrequenz
(erst nach der Injection aufgetreten).

		Im Ganzen	davon †	Injection am 1. Tag	davon †	Injection am 2. Tage	davon †	Injection am 3. Tage	davon †	Injection am 4.—5. Tage	davon †	Injection am 6. Tage und später	davon †	Injection an unbestimmten Tagen	davon †
Insgesammt mit Serum behandelt		181	44 (24,2 %)	7	— (0 %)	25	1 (4 %)	22	2 (9,1 %)	44	14 (31,8 %)	55	17 (30,9 %)	28	10 (35,7 %)
Erst nach der Injection aufgetreten	1 Tag nach Inject.	—	—	—	—	—	—	—	—	—	—	—	—	—	—
	2 Tage „ „	2	—	—	—	—	—	1	—	1	—	—	—	—	—
	3 „ „ „	4	2	1	—	—	—	1	—	1	1	—	—	1	1
	4 „ „ „	2	1	—	—	1	—	—	—	1	1	—	—	—	—
	5 „ „ „	1	—	—	—	1	—	—	—	—	—	—	—	—	—
	6 „ „ „	—	—	—	—	—	—	—	—	—	—	—	—	—	—
	7—10 T. „ „	—	—	—	—	—	—	—	—	—	—	—	—	—	—
	10—14 „ „ „	—	—	—	—	—	—	—	—	—	—	—	—	—	—
	über 14 „ „ „	—	—	—	—	—	—	—	—	—	—	—	—	—	—
	Summa	9	3	1	—	2	—	2	—	3	2	—	—	1	1

Tabelle IX d. Collapse.

	Collapse	davon später †	Injection am 1. Tag	davon †	Injection am 2. Tag	davon †	Injection am 3. Tag	davon †	Injection am 4. bis 5. Tag	davon †	Inj. am 6. Tag u. später	davon †	Inj. an unbestimmt. Tagen	davon †
Unmittelbar nach Injection	1	—	—	—	—	—	1	—	—	—	—	—	—	—
1—5 Tage „ „	—	—	—	—	—	—	—	—	—	—	—	—	—	—
6 „ „ „	2	2	—	—	—	—	—	—	1	1	1	1	—	—
7—10 „ „ „	3	1	—	—	—	—	2	—	1	1	—	—	—	—
11—14 „ „ „	4	1	1	—	1	—	—	—	1	1	1	—	—	—
14—18 „ „ „	1	—	—	—	—	—	1	—	—	—	—	—	—	—
Summa	11	4	1	—	1	—	4	—	3	3	2	1	—	—

Beispiele von auffallend starkem Herabgehen der Pulsfrequenz nach der Seruminjection.

1. Kromes,	13 Jahr,	Injection am 1.	Krankheitstage zur Zeit der Injection	104,	2	Tage nach Injection 64.
2. Saalbach,	$8^1/_2$ „	„ „ 1.	„ „ „ „ „	172,	3	„ „ „ 84.
3. Strauss,	$3^3/_4$ „	„ „ 1.	„ „ „ „ „	136,	11	„ „ „ 60.
4. Friedrich,	7 „	„ „ 2.	„ „ „ „ „	128,	2	„ „ „ 76.
5. Kirchner,	7 „	„ „ 2.	„ „ „ „ „	128,	3	„ „ „ 60.
6. Steinecke,	$3^1/_4$ „	„ „ 2.	„ „ „ „ „	160,	4	„ „ „ 88.
7. Balig,	$4^3/_4$ „	„ „ 2.	„ „ „ „ „	128,	$4^1/_2$	„ „ „ 68.
8. Fuhrmann,	13 „	„ „ 2.	„ „ „ „ „	120,	6	„ „ „ 60.
9. Albrecht,	$8^1/_2$ „	„ „ 3.	„ „ „ „ „	140,	3	„ „ „ 68.
10. Krömer,	9 „	„ „ 3.	„ „ „ „ „	144,	$2^1/_2(3^1/_2)$	„ „ „ 72 (68).
11. Heller,	$8^1/_4$ „	„ „ 3.	„ „ „ „ „	104,	6 (10)	„ „ „ 60 (56).
12. Classen,	10 „	„ „ 3.	„ „ „ „ „	124,	2 (7)	„ „ „ 68 (56).
13. Nehrhoff,	$5^3/_4$ „	„ „ 5.	„ „ „ „ „	136,	4 / 6 / $6^1/_2$ } 8	„ „ „ {60. / 44 (28). / 36.
14. Paschinsky,	$3^1/_4$ „	„ „ 6.	„ „ „ „ „	128,	6	„ „ „ 64.
15. Fritsch,	3 „	„ „ 7.	„ „ „ „ „	168,	$^1/_2$	„ „ „ 76.
16. Keil,	8 „	„ „ 10.	„ „ „ „ „	88,	{$1^1/_2$ / 6	„ „ „ 62. / „ „ „ 32.
17. Claus,	$5^3/_4$ „	„ „ ?	„ „ „ „ „	128,	$2^1/_2$	„ „ „ 68.
18. Schwarz,	1 „	„ „ ?	„ „ „ „ „	168,	3	„ „ „ 88.
19. Pökel,	$2^1/_2$ „	„ „ ?	„ „ „ „ „	164,	5	„ „ „ 56.

Kinder blieben in $^5/_6$ aller Fälle, die am zweiten in $^2/_3$, die am dritten Tag in $^1/_3$ derselben frei von Albuminurie, und nur in 24 Fällen (i. e. 14%) zeigte sich bei Eiweissfreien vor der Injection nach derselben doch Eiweiss. Meine eigenen Erfahrungen sind gerade entgegengesetzt. Unter 136 genau verfolgten Fällen war 54mal (39,7%) bereits vor der Injection Eiweiss vorhanden, in 8 Fällen von diesen vermehrte sich die Eiweissausscheidung nach der Injection wesentlich (Tab. X *ab*). Aber in 82 Fällen zeigte sich vor der Injection kein Eiweiss, und hier trat dasselbe in 59 Fällen, d. h. in 71,9% erst nach der Injection hervor und zwar, wie Sie aus beifolgenden Tabellen (Tab. X *cd*) ersehen können, in 16 Fällen am ersten, in 12 am zweiten, in 6 am dritten Injectionstag u. s. w., und hielt ohne (24) oder mit (35) Unterbrechung mehrere Tage bis Wochen an. Möglicher Weise ist die Sache so zu deuten, dass die frühzeitige nach der Injection auftretende Eiweissausscheidung auf das Serum einer andern Thierspecies zurückzuführen ist, die später auftretende unabhängig davon der Diphtherie angehört. Ein Urtheil ist vorläufig nicht abzugeben. Parenchymatöse Degeneration der Nieren fand sich in 16 von 40 Todesfällen i. e. 40%, in einzelnen Fällen so hochgradig und eigenartig, wie ich sie sonst nicht bei Diphtherie gesehen habe, und schon äusserlich in der Zeichnung und Färbung von den sonst üblichen Bildern wesentlich abstach. Hier handelte es sich übrigens um Fälle, wo eine sogenannte Sepsis nicht vorlag (Publication hierüber bleibt meinem Assistenten Herrn Dr. Seiffert vorbehalten).

Was endlich die postdiphtheritischen Lähmungen anlangt, so herrscht auch hier nur in dem einen Punkt völlige Uebereinstimmung, dass das Heilserum dieselben nicht zu verhindern im Stande war. Im Uebrigen dieselbe Unklarheit, dieselben Gegensätze. In ihrer Häufigkeit schwanken dieselben überhaupt bei der Diphtherie bei leichten und schweren Epidemien in weiten Grenzen! Unterholzner giebt 4—17%, Johannessen 12—30%, Hoppe-Seyler 27% an. Ueber die Beziehungen zum Serum giebt Baginsky an, dass sie immer nur auftreten, wenn die Behandlung mit Serum zu spät eingeleitet war (früher 6,8% jetzt 5,1%). Ganz entgegengesetzt hält Monti (48%) dieselben, gerade weil sie schon so frühzeitig bei frischen Erkrankungsfällen nach der Injection als multiple und in ungewöhnlicher Reihenfolge auftreten, mit Légendre für Folge des Serums, und führt an, dass ähnliche Beobachtungen über das frühzeitige Auftreten der Lähmungen Hilbert (3 Fälle in

Tabelle Xa.

Albuminurie vor und nach der Injection.

Albuminurie zur Zeit der Injection bereits vorhanden.

		Summe der untersuchten Fälle	Eiweiss zur Zeit der Injection	Albuminurie ohne Unterbrechung						Albuminurie mit Unterbrechung				
				1—2 Tage dauernd	3—4 Tage dauernd	5—7 Tage dauernd	1—2 Wochen dauernd	2—3 Wochen dauernd	über 3 Woch. dauernd	0—1 Woche dauernd	1—2 Wochen dauernd	2—3 Wochen dauernd	3—4 Wochen dauernd	über 4 Woch. dauernd
Injection am 1. Tag	Spuren	6	1	—	—	—	—	—	—	—	—	—	—	1
	stärkerer Eiweissgehalt		—	—	—	—	—	—	—	—	—	—	—	—
Injection am 2. Tag	Sp.	22	3	—	2	—	—	—	—	1	—	—	—	—
	stärker. Eiw.		—	—	—	—	—	—	—	—	—	—	—	—
Injection am 3. Tag	Sp.	21	4	1	—	1	—	—	—	—	—	1	1	—
	stärker.		—	—	—	—	—	—	—	—	—	—	—	—
Injection am 4.—5. Tag	Sp.	35	11 } 15	2	2	1	—	1	—	—	2	1	1	1
	stärker.		4	1	—	1	1	—	—	—	1	—	—	—
Injection am 6. T. u. später	Sp.	36	12 } 21	1	—	2	1	1	—	—	1	4	1	1
	stärker.		9	—	3	1	1	2	1	—	1	—	—	—
Injection an unbest. Tag.	Sp.	16	5 } 10	—	1	—	1	—	—	—	2	—	—	1
	stärker.		5	—	2	1	1	—	—	—	—	—	1	—
Summa	Summa Sp.	136	36 } 54	4 } 5	5 } 10	4 } 7	2 } 5	2 } 4	— } 1	1 } 1	5 } 7	6 } 6	3 } 4	4 } 4
	Summa St.		18	1	5	3	3	2	1	—	2	—	1	—
	Summa	**136**	**54** **(39,7%)**	5	10	7	5	4	1	1	7	6	4	4
				32						22				

Tabelle X b. (Fortsetzung.)

Albuminurie zur Zeit der Injection vorhanden, aber 1—2 Tage nach der Injection stärker auftretend.

		Verstärkte Albuminurie überhaupt	Verstärkte Albuminurie ohne Unterbrechung				Verstärkte Albuminurie mit Unterbrechung	
			Albumen 3—4 Tage lang	Albumen 5—7 Tage lang	Albumen 1—2 Wochen lang	Albumen 2—3 Wochen lang	Albumen 0—3 Wochen lang	Albumen 3—4 Wochen lang
Injection am 1. Tag	1 Tag nach Injection	—	—	—	—	—	—	—
	2 Tage „ „	—	—	—	—	—	—	—
Injection am 2. Tag	1 Tag nach Injection	—	—	—	—	—	—	—
	2 Tage „ „	—	—	—	—	—	—	—
Injection am 3. Tag	1 Tag nach Injection	1	—	—	—	—	—	1
	2 Tage „ „	—	—	—	—	—	—	—
Inj. am 4.—5. Tag	1 Tag nach Injection	2	—	1	1	—	—	—
	2 Tage „ „	—	—	—	—	—	—	—
Injection am 6. Tag u. später	1 Tag nach Injection	2	—	—	—	1	—	1
	2 Tage „ „	3	1	1	—	1	—	—
Injection an unbest. Tagen	1 Tag nach Injection	—	—	—	—	—	—	—
	2 Tage „ „	—	—	—	—	—	—	—
Summa	1 Tag nach Injection	5	—	1	1	1	—	2
	2 Tage „ „	3	1	1	—	1	—	—
Summa		8	1	2	1	2	—	2
			6				2	

Tabelle X c. Albuminurie erst nach

		Summa der untersuchten Fälle überhaupt	Davon zur Zeit der Injection frei von Albuminen	Albumen nach der Injection in Summa	Zeitpunkt des Auftretens. 1 Tag nach der Injection	2 Tage nach der Injection	3 Tage nach der Injection	4—5 Tage nach der Injection	6—10 Tage nach der Injection	über 10 Tage nach der Inj.
Injection am 1. Tage	schwacher Eiweissgehalt	6	5	3	—	1	—	—	2	—
	stärkerer Eiweissgehalt			—	—	—	—	—	—	—
Injection am 2. Tage	schwacher Eiweissgehalt	22	19	11 } 13	3	1	1	3	2	1
	stärkerer Eiweissgehalt			2	1	—	—	—	1	—
Injection am 3. Tage	schwacher Eiweissgehalt	21	17	13 } 14	3	5	1	—	3	1
	stärkerer Eiweissgehalt			1	—	—	—	—	1	—
Injection am 4. bis 5. Tage	schwacher Eiweissgehalt	35	20	12 } 16	5	2	2	—	3	—
	stärkerer Eiweissgehalt			4	3	—	—	1	—	—
Injection am 6. Tage u. später	schwacher Eiweissgehalt	38	15	7 } 7	1	2	1	1	1	1
	stärkerer Eiweissgehalt			—	—	—	—	—	—	—
Injection an unbestimmten Tagen	schwacher Eiweissgehalt	14	6	6 } 6	—	1	1	1	2	1
	stärkerer Eiweissgehalt			—	—	—	—	—	—	—
Summa	schwacher Eiweissgehalt	136	82	52 } 59	12 } 16	12 } 12	6 } 6	5 } 6	13 } 15	4 } 4
	stärkerer Eiweissgehalt			7	4	—	—	1	2	—
	Summa	**136**	**82**	**59** (71,9 %)	**16** (19,5%)	12 (14,6%)	6 (7,3%)	6 (7,3%)	15 (18,3%)	4 (4,9%)

Procentzahlen bezogen auf 82, d. h. die Summe der zur Zeit der Injection eiweissfreien Fälle

der Injection aufgetreten. **Tabelle Xc.**

Dauer der Albuminurie.										
a) Albuminurie ohne Unterbrechung						Albuminurie mit Unterbrechung				
1—2 Tage lang	3—4 Tage lang	5—7 Tage lang	1—2 Wochen lang	2—3 Wochen lang	über 3 Woch. lang	0—1 Woche lang	1—2 Wochen lang	2—3 Wochen lang	3—4 Wochen lang	über 4 Woch. lang
—	—	1	—	—	—	—	2	—	—	—
—	—	—	—	—	—	—	—	—	—	—
2	3	—	—	—	—	3	2	1	—	—
—	—	—	1	—	—	—	1	—	—	—
2	1	—	—	—	—	1	6	1	1	1
—	—	—	1	—	—	—	—	—	—	—
—	1	1	—	—	—	1	4	3	2	—
1	—	—	1	2	—	—	—	—	—	—
3	1	—	—	—	—	1	1	—	1	—
—	—	—	—	—	—	—	—	—	—	—
2	—	1	—	—	—	—	2	—	—	1
—	—	—	—	—	—	—	—	—	—	—
9 / 1 } 10	6 / — } 6	3 / — } 3	— / 3 } 3	— / 2 } 2		6 / — } 6	17 / 1 } 18	5 / — } 5	4 / — } 4	2 / — } 2
10	6	3	3	2		6	18	5	4	2
24						35				

Tabelle X d.

Vorübergehende Albuminurie kurz nach der Injection (ohne späteres Wiederauftreten von Albumen).

	Summa	1 Tag nach Injection auftretend				2 Tage nach Injection auftretend			
		1 Tag lang	2 Tage lang	3 Tage lang	4 Tage lang	1 Tag lang	2 Tage lang	3 Tage lang	4 Tage lang
Injection am 1. Tage . .	—	—	—	—	—	—	—	—	—
„ „ 2. „ . .	3	1	—	—	1	1	—	—	—
„ „ 3. „ . .	1	—	—	1	—	—	—	—	—
„ „ 4.—5. Tage .	1	—	—	1	—	—	—	—	—
Inj. am 6. Tage u. später	—	—	—	—	—	—	—	—	—
Inj. an unbestimmten Tagen	—	—	—	—	—	—	—	—	—
Summa	5	1	—	2	1	1	—	—	—
		4				1			

Vorübergehende Albuminurie kurz nach der Injection, sodann eiweissfreies Intervall mehrere Tage, später Wiederauftreten von Albumen.

	Summa	1 Tag nach der Inj. auftretend			2 Tage nach der Inj. auftretend		
		1 Tag lang	2 Tage lang	3 Tage lang	1 Tag lang	2 Tage lang	3 Tage lang
Injection am 1. Tage . .	1	—	—	—	—	—	1
„ „ 2. „ . .	2	1	—	1	—	—	—
„ „ 3. „ . .	4	—	1	—	3	—	—
„ „ 4.—5. Tage .	4	—	1	2	1	—	—
Inj. am 6. Tage u. später .	2	1	—	—	1	—	—
Inj. an unbestimmten Tagen	1	—	—	—	—	—	1
Summa	14	2	2	3	5	—	2
		7			7		

den ersten 8 Beobachtungstagen), Rembold und Lees mitgetheilt hätten. Heubner hat unter 162 Fällen nur 12 Lähmungen beobachtet, allein er fügt sehr richtig selbst hinzu, dass dies nicht massgebend sei, weil die meisten Kinder ja in der dritten und vierten Woche das Krankenhaus verlassen. Und in der That gehen ja so gewiss eine Anzahl von Lähmungen der Beobachtung verloren, die erst 5—6 Wochen nach Ablauf der Diphtherie in die Erscheinung treten, z. B. die Zwerchfellslähmungen (mit über 50 % Mortalität). Ich selbst habe im Jahre 1895 unter 181 inserirten Kindern 18 Lähmungen beobachtet, ohne einige ganz unbedeutende und schnell verschwindende Gaumensegellähmungen mitzuzählen; unter diesen Lähmungen waren aber allein 7 Fälle die erst nach der dritten oder vierten Krankheitswoche auftraten und sehr langsam abheilten. Wie sich die Heilserumtherapie mit den Lähmungen abzufinden hat und abfinden kann, lässt sich bei unserer Unkenntniss über diese selbst und über das hypothetische Antitoxin vorläufig nicht entscheiden. Da wir aber die Lähmungen nach Diphtherie im Allgemeinen als toxische, polyneuritische auffassen, gleichviel ob es sich dabei anatomisch um eine Degeneration des Rückenmarks, der Muskeln oder um eine Gefässalteration handelt, so sind die nach frühzeitiger Serumbehandlung auftretenden Fälle, trotz entgegengesetzter Erklärungsversuche, einer immunisirenden und antitoxischen Wirkung des Heilserums jedenfalls nicht günstig! (Tab. XI.)

Die Serumexantheme endlich treten bei der Serumbehandlung und durch diese bedingt nach Art der Arzneiexantheme als localisirte — meist von der Injektionsstelle ausgehend, oder als universelle in den verschiedensten Formen auf. Die Frühexantheme erscheinen zuweilen schon am folgenden Tag, die Spätformen am 10.—12. Tage nach der Injection. Die Polymorphie ist eine sehr mannigfache. Unter 181 Seruminjicirten hatte ich 17 mal Erytheme, 10 mal Urticaria, 12 mal scarlatinöse, 2 mal morbillöse, 6 mal multiforme Erytheme beobachtet. Zuweilen kündigten sie sich unter kurz anhaltender jäher Temperatursteigerung oder enteritischen Erscheinungen an, manche Kinder fühlten sich sehr elend und abgeschlagen. Der Verlauf war ausnahmslos ein günstiger — aber sie beweisen in ihren Nebenerscheinungen doch, wie mich dünkt, dass das Heilserum jedenfalls nicht völlig indifferente Stoffe für den menschlichen Organismus enthält.

Schädliche Nebenwirkungen indessen, die den Gebrauch des Heilserums contraindicirten oder ernstlich in Frage

Tabelle XI.
Diphtheritische Lähmungen 1895.

1895	Mit Serum behandelt	Lähmungen überhaupt	Zeitpunkt des Auftretens	Gaumensegellähmungen	Schlundmuskellähmung.	Kehlkopfmuskellähmung.	Augenmuskellähmung.	Accomodationslähmung.	Nackenmuskellähmung.	Ataxie	Parese der unteren Extremitäten
Januar	32	3	am 10. Tag „ 17. „ „ 31. „	3	—	—	—	—	—	—	—
Februar	33	2	am 33. ? Tag „ 10. ? „	2	1	—	—	—	—	—	—
März	16	5	am 40. Tag „ 22. „ „ 20. „ „ 32.? „ „ 13. „	5	2	1	1	1	—	1	1
April	30	—	—	—	—	—	—	—	—	—	—
Mai	28	1	am 29. Tag	1	—	—	—	—	—	1	—
Juni	22	4	am 38. Tag „ 13. „ „ 7. „ „ 36. „	4	1	—	—	—	1	1	—
Juli	20	3	am 15. Tag „ ? „ „ 21. „	3	1	—	—	—	—	—	—
Summa	181	18		18	5	1	1	1	1	3	1

Tabelle XII.

Diphtherie-Recidive bez. Neuerkrankungen.

Monat	Name	Zeit der I. Erkrankung	Art der I. Erkrankung	Bacillen-Nachweis	Klinische Diphtherie sicher	Injection	Ablauf	Zeit d. II. Erkrankung	Art d. II. Erkrankung	Bacillen-Nachweis	Klinische Diphtherie sicher	Injection	Ablauf
Januar	Friedrich, Johanna, 7 Jahre	12./XI. 94.	RC	+	+	Kein Serum	Entl. 6./XII. (ohne Bacill.) als geheilt.	14./I. 95.	R	+	+	Serum I (15./I.)	leicht. 3./II. geheilt entl.
Februar	Geissler, Otto, $4^3/_4$ Jahre	1./I. 95.	NRC Desc. Croup. Pneumonie	+	+	Serum I (2 Flasch.) (6./I. 95.)	Zur Zeit des Recidivs noch im K.-K.-H.	4./II. 95.	R	+		Serum II (5./II.)	leicht. 23./II. geheilt entlassen.
März													
April													
Mai													
Juni	Schulz, Willy, 4 Jahre	Anfang Mai 1895	NR	+		Serum II (9./V. 95.)	Zur Zeit des Recidivs noch im K.-K.-H.	18./VI. 95.	R	+		Serum I (19./VI.)	leicht. 3./VII. geheilt entl.
	Rauschenbach, Charlotte, $2^1/_2$ Jahre	16./XII. 1894	NR	+	+	Serum I (20./XII. 1894)	13./I. 1895 geheilt entl. (keine Bacill.)	22./VI. 95.	NR	+		Serum II (24./VI.)	mittelschwer. 14./VII. geh. entl.
Juli	Hauck, Marie	Anfang Juni 1895	RC	+	+	Serum II (13./VI.)	3./VII. geheilt entlassen (keine Bacill.)	4./VII. 95.	NR		+	Serum II (6./VII.)	mittelschwer. 3./VIII. geh. entl.

stellen könnten, sind mit Sicherheit bisher von keiner Seite erwiesen.

Was die Dosirungsfrage anlangt, so bleibe ich vollkommen bei meiner schon früher ausgesprochenen Meinung, und wiederhole sie hier nicht als Gegner des Heilserums, sondern ganz im Interesse desselben. Die Dosirung muss in anderer Weise fixirt werden als bisher. Sie einfach nach Zahlenwerten vom Körpergewicht des Meerschweinchens aus in arithmetischer Progression in Immunitätseinheiten auf das Kilo Mensch zu übertragen ist nicht statthaft. Auch macht sich die Unsicherheit in der Dosirung oft genug in der Praxis geltend, denn wir haben bei der Behandlung des Einzelfalles je nach seiner Schwere vorläufig keinen Massstab, wieviel Antitoxin-Einheiten wir zur „Entgiftung“ des Körpers brauchen! Das wiederholt beobachtete Auftreten der Recidive und der Reinfectionen (Tabelle XII), so wie das Ausbleiben der versprochenen Immunität nach der Schutzimpfung, das sind Momente, die zu einer erneuten Regelung der Dosirung zwingen, wenn sie nicht immer wieder und wieder und vielleicht ganz mit Unrecht gegen die Heilserumtherapie ins Treffen geführt werden sollen. —

Aus demselben Grunde bleibe ich bei der Forderung, dass die Carbolsäure aus dem Heilserum entfernt werden muss. Das Heilserum darf kein Carbolserum sein. Der hohe Gehalt desselben an Carbolsäure (0,5 %) kann bei wiederholten Injektionen in dem bisher üblichen Volum doch bedenklich werden. Auch habe ich ja darauf hingewiesen, daß fast in jedem Fall — am intensivsten 8—12 Stunden nach der Injection — das Phenol im Harn, natürlich nach Destillation desselben unter Zusatz von Schwefelsäure mittels der Millon-Pluggeschen, Landolt'schen, Allen'schen Reaction bis zu seinem allmählichen Verschwinden nachgewiesen werden kann. In wieweit sich etwa hierbei aus dem Urin ein Massstab für die Ausscheidung des hypothetischen „Antitoxin“ gewinnen lässt, lasse ich dahin gestellt. —

Ich komme zum Schluss. — Zu einem ablehnenden Votum gegen das Behring'sche Heilserum liegt kein Grund mehr vor. Ist auch die Theorie der Wirkung noch nicht geklärt und kein positiver Beweis für die „antitoxische“ Wirkung aus der klinischen Analyse erbracht, so ist doch der übereinstimmende Eindruck fast aller Beobachter unter ziffermässigen Belägen der, dass das Heilserum den Verlauf der uncomplicirten Löffler'schen Diphtherie des Rachens abkürzt, leichter und günstiger gestaltet und die Mortalität bei frühzeitiger Anwendung erheblich herabsetzt. Und dies hat auch für den uncomplicirten Croup zu gelten! Dafür spricht die grosse Zahl der Spontanheilungen ohne Operation, und noch weit mehr das ganz über Erwarten günstige Resultat der Intubation gegen früher.

Hier liegt aber auch vorläufig die Grenze seiner Wirkung. Ob sich das Heilserum noch neues Terrain erobern und seinen Wirkungskreis erweitern kann, hängt zum Theil wohl von den eben angegebenen Momenten ab und wird die Zukunft lehren. Vielleicht dass es gelingt, in Verbindung mit der Localbehandlung der Schleimhaut am Ansiedlungsherd im Rachen u. s. w. durch das Serum, das bisher nicht zu verhindernde Uebergreifen auf Kehlkopf und Bronchien zu vermeiden und die Mischinfectionen mit ihren fulminanten Erscheinungen zu bemeistern. Die locale Behandlung der Mundhöhle und des Rachens ist gewiss vom theoretischen und praktischen Standpunkte aus vollauf berechtigt und wird denn auch neben dem Serum von Ganghofner, Löffler, Concetti, Seitz u. A. warm empfohlen, ja geradezu als Pflicht betrachtet. Die Bedenken, die Monti dagegen äussert, namentlich dass dadurch die Wirkung des Serum abgeschwächt werden könnte, erscheinen mir nicht stichhaltig. — Im Gegentheil, gerade die Versuche von Roux und Vaillard bezüglich der Serumwirkung beim Tetanus zeigen in unzweideutiger Weise, wie wichtig die Beseitigung des primären Krankheitsherdes ist. Ich erinnere an die bekannten Holzsplitterversuche der genannten Autoren! — —

So sehr wir aber endlich auch den Fortschritt in der Lehre von der Immunität und der Verwendung des Blutserums zur Heilung mit Freude begrüssen, so ist doch Vieles hier noch unklar oder Hypothese. Und gerade darum, meine Herren, sollen wir auch — das mögen die Serumenthusiasten beherzigen — nicht in einer einseitigen Richtung bei der Behandlung der Diphtherie befangen sein, und sollen es nicht aufgeben, nach weiteren Mitteln auch nicht bakterieller Herkunft zu suchen. Das muss aber freilich — und das sollen die Gegner der Serumtherapie bedenken — nicht in einem planlosen Herumprobiren mit jedem beliebigen neuen Mittel geschehen, sondern in zielbewusster, wissenschaftlicher Arbeit nach exacter causaler Methode, wie sie die fundamentale Entdeckung Behring's gezeitigt hat. Und wenn wir dann etwas besseres gefunden haben, nun dann wollen wir das Heilserum aufgeben. Bis dahin aber bleiben wir bei Behring, denn:

„Das ist die richtigste Kritik von der Welt,
Wenn neben das, was ihm missfällt,
Einer etwas Eigenes und Besseres stellt.“

FSC
www.fsc.org
MIX
Papier | Fördert gute Waldnutzung
FSC® C083411

Zeitfracht Medien GmbH
Ferdinand-Jühlke-Straße 7
99095 Erfurt, Deutschland
produktsicherheit@kolibri360.de